GUÉRISON

DES

DÉVIATIONS & DESCENTES DE L'UTÉRUS

PAR LE PROCÉDÉ

DE M. LANFRANCHI

OFFICIER DE DEUX ORDRES ÉTRANGERS, ANCIEN AIDE-MAJOR, MÉDECIN SANITAIRE
DES PAQUEBOTS-POSTE FRANÇAIS, MÉDECIN CANTONAL
DE LA CIRCONSCRIPTION DE SERRA DE SCOPAMENA (Corse), DÉLÉGUE CANTONAL
DE L'INSTRUCTION PUBLIQUE DE LA MÊME CIRCONSCRIPTION,
MEMBRE CORRESPONDANT DE LA SOCIÉTÉ D'HYGIÈNE DE CONSTANTINOPLE.

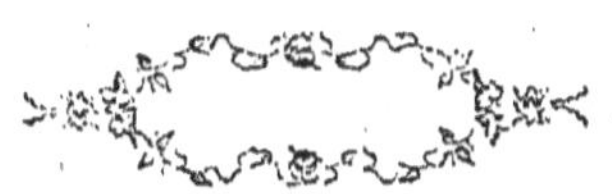

CONSULTATIONS DE 2 H. A 4 H.

31, rue Saint-Lazare, 31

PARIS

RICHARD-BERTHIER, LIBRAIRE-EDITEUR

18-19, passage de l'Opéra (galerie de l'Horloge)

—

1875

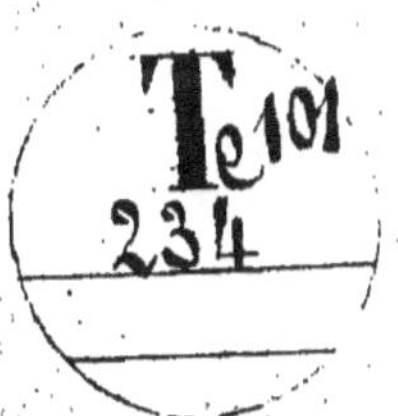

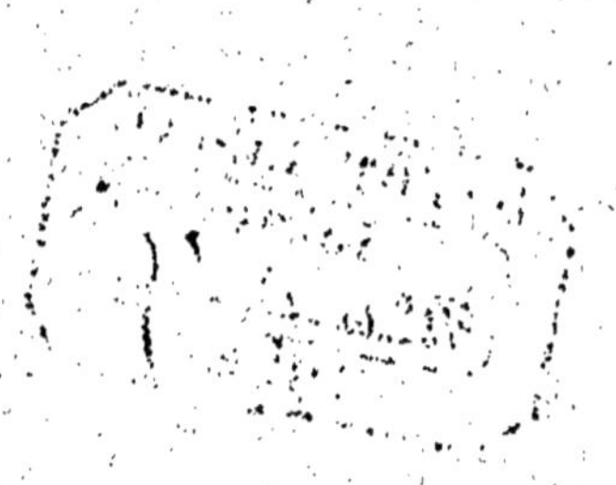

GUÉRISON

DES

DÉVIATIONS & DESCENTES DE L'UTÉRUS

PAR LE PROCÉDÉ

DE M. LANFRANCHI

OFFICIER DE DEUX ORDRES ÉTRANGERS, ANCIEN AIDE-MAJOR, MÉDECIN SANITAIRE
DES PAQUEBOTS-POSTE FRANÇAIS, MÉDECIN CANTONAL
DE LA CIRCONSCRIPTION DE SERRA DE SCOPAMENA (Corse), DÉLÉGUÉ CANTONAL
DE L'INSTRUCTION PUBLIQUE DE LA MÊME CIRCONSCRIPTION,
MEMBRE CORRESPONDANT DE LA SOCIÉTÉ D'HYGIÈNE DE CONSTANTINOPLE.

———✸———

CONSULTATIONS DE 2 H. A 4 H.

31, rue Saint-Lazare, 31

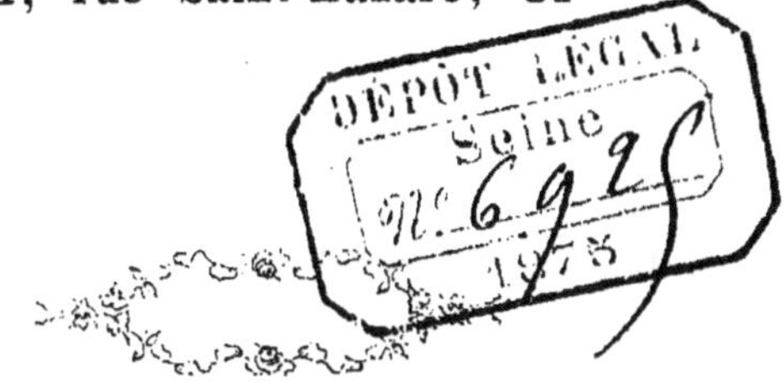

PARIS

RICHARD-BERTHIER, LIBRAIRE-ÉDITEUR

18-19, passage de l'Opéra (galerie de l'Horloge)

—

1875

AVANT-PROPOS

Ce n'est pas dans le but de nous créer une réputation, de nous donner un nom et de faire fortune, que nous écrivons cette brochure. Ces quelques lignes sont simplement l'avant-coureur d'un important ouvrage que nous soumettrons plus tard au jugement du Corps médical, cette cohorte d'apôtres destinés, par leur travail et leur vocation, sinon à guérir toujours, du moins à soulager les maux de notre pauvre humanité.

Examinez, en effet, le maintien du médecin au chevet du malade, et vous le verrez toujours avec la même aptitude, avec le même sang-froid que s'il était dans un sanctuaire : Il ne s'occupe jamais de ce qui se passe autour de lui, il ne voit rien, il n'entend rien et ne demande aucune pièce justificative prouvant l'identité et la moralité du patient ; il laisse ses vices et ses défauts au seuil de la porte du palais ou de la chaumière du malade, et ne s'occupe que des moyens de le guérir ou de pallier ses douleurs. Interprète de la nature, il essaie d'en comprendre le langage, et, si parfois il n'est pas sûr de lui-même, il a recours aux lumières d'autres interprètes, ses confrères, pour l'aider dans son diagnostic et instituer le traitement le plus rationnel. Que peut-on demander de plus à ces zélés apôtres ?

Le but de cette brochure n'est pas de faire de l'or (bien que dans le siècle où nous vivons on ne puisse rien faire sans ce précieux métal), ni d'entretenir par ce moyen des valets en livrée, ni de nous procurer, pour recevoir nos clients, un appartement somptueusement meublé. Si le médecin demande des honoraires aux malades appartenant à la classe aisée ou riche, c'est pour subvenir aux frais les plus indispensables à son entretien, à sa dignité. La reconnaissance et le respect peuvent seuls, à l'exclusion de toute valeur physique, payer le dévouement et la science.

Le vrai but de cette brochure est :

1° De donner sommairement à nos honorables confrères une idée de la manière dont le hasard nous a fourni le moyen de travailler avec assiduité pour trouver un procédé qui guérit, en peu de jours, les descentes de l'utérus les plus invétérées;

2° De les engager à nous prêter leur concours, en nous adressant tous les cas pour lesquels la science a été jusqu'à ce jour impuissante. Nous prions les Médecins et les Sages-Femmes de nous envoyer tout particulièrement les malades appartenant à la classe indigente et que nous traiterons gratuitement à leur domicile. Les autres seraient traitées à forfait d'après leur position de fortune.

Suivant les anciennes lois de la Grèce, cette nation ne vouait un jeune homme à une carrière qu'après en avoir étudié les aptitudes et les tendances. Bien que chez nous le législateur n'ait pas cru devoir nous imposer cette obligation, il n'en est pas moins vrai que chacun embrasse la profession qui paraît être sa vocation.

Les Médecins, même après avoir consulté leurs aptitudes et leurs goûts, leurs forces morales et physiques, s'adonnent souvent, surtout dans les grandes villes, à l'étude spéciale d'une branche de la chirurgie ou de la médecine.

Quelquefois aussi le hasard a suffi pour faire naître un spécialiste, et c'est ici notre cas que nous allons essayer de raconter.

GUÉRISON

DES

DÉVIATIONS & DESCENTES DE L'UTÉRUS

PAR LE PROCÉDÉ

DE M. LANFRANCHI

Officier de deux Ordres étrangers, ancien Aide-Major,
Médecin sanitaire des paquebots-poste français,
Médecin cantonal de la circonscription de Serra de Scopamena (Corse),
Délégué cantonal de l'Instruction publique
de la même circonscription,
Membre correspondant de la *Société d'Hygiène* de Constantinople.

———————

Depuis longtemps nous exercions la médecine dans les cantons de Serra, Tallano et Olmeto, arrondissement de Sartène (Corse), lorsque, le 25 août 1866, nous sommes appelé à la hâte pour un cas d'empoisonnement chez une femme.

L'interrogation de la malade, la marche des symptômes, la présence de quelques champignons, restes du repas, nous apprirent vite que nous avions affaire à un empoisonnement causé par l'oronge ciguë ou amanite bulbeuse. Nous administrons un vomitif, et, pendant qu'il produisait son effet, nous remarquons que les draps du lit sont souillés de sang, que ce sang vient de la matrice, et que le museau de tanche est placé hors des parties génitales. J'opère la réduction de l'utérus, et, comme cet organe tend à sortir chaque fois que les muscles de l'abdomen et le diaphragme se contractent dans l'acte des vomissements, j'improvise un appareil contentif, tout en faisant l'application extérieure de médicaments astringents. Dès que la malade ne fut plus directement menacée par les symptômes de l'empoisonnement, je lui administrai à l'intérieur une potion composée de certaines plantes de la famille des borraginées et des personnées, et aussi de quelques grammes d'ergot de seigle. La localité étant dépourvue de pharmacie, j'avais moi-même été à la recherche de ces plantes que j'avais remarquées en herborisant.

Deux jours après cette longue visite, je revins auprès de ma patiente, qui me dit se trouver très-bien, quoique faible, ne plus ressentir de douleurs, et n'être plus gênée par sa matrice, qui n'était plus sortie. Le toucher, en effet, me montre que le museau de tanche se trouve à la distance de trois centimètres du plancher périnéal. Frappé d'un aussi bon résultat, indépendant, je pourrais dire, de ma volonté et de mon intention, je fus depuis constamment préoccupé de me procurer des cas de ce genre, des descentes, pour appliquer à leur guérison les manœuvres et médicaments qui m'avaient si bien réussi. Toutefois, je fus appelé auprès de mon empoisonnée vingt-cinq jours après ma seconde visite; elle n'avait plus qu'un abaissement utérin que je traitai exactement comme auparavant la chute, et j'arrivai, après deux autres visites successives, à deux jours d'intervalle, à constater que le museau de tanche était à la distance de six centimètres.

Le lecteur peut juger du contentement de la malade et du mien; je n'eus plus alors qu'à chercher à consolider les ligaments par un traitement approprié, et, depuis, il n'y a plus eu de rechute,

Pour juger le procédé employé, il me fallait agir sur un grand nombre de cas, et, dans ma petite île, il m'était difficile de trouver des sujets.

Heureusement je fus nommé médecin sanitaire des Paquebots-Poste français, et je pus, sur la côte d'Afrique et en Orient, me mettre en rapport avec les confrères des localités que je visitais. Grâce à eux, je parvins à traiter et à guérir quelques femmes ; ma conviction était faite, et je résolus de me faire spécialiste. Je me rendis alors auprès de mes anciens condisciples, mes contemporains de la Faculté de Montpellier, pour les engager à me faire connaître des malades, afin de les édifier sur la valeur de mon mode de guérison.

Je visitai dans ce but différents points de la France, et puis, bien certain que je pouvais rendre un grand service à l'humanité et à la science, je suis venu me fixer à Paris, où j'ai traité un assez grand nombre de déviations, de prolapsus et de descentes.

Nous nous réservons de publier plus tard toutes les observations que nous avons recueillies à l'étranger et en province.

Comme Scanzoni, je suis d'avis que dans certaines circonstances, qui arrivent très-rarement, on peut admettre la guérison spontanée d'un prolapsus sans complication ; je pense que les péritonites qui se développent quelquefois à la suite de traumatismes, de la précipitation ou de l'accouchement chez une femme atteinte de prolapsus, peuvent, en déterminant des adhérences entre le fond de l'utérus et quelque autre portion du péritoine viscéral ou pariétal, devenir des moyens de suspension propres à retenir la matrice dans l'excavation. De même, les coarctations consécutives à une vaginite, en agissant en sens inverse, c'est-à-dire en empêchant l'utérus de tomber vers la vulve et de renverser le vagin, ou, en d'autres termes, en soutenant l'organe gestateur par en bas, peuvent amener des cures naturelles ; mais ces modes de guérison sont très-rares et peu propres à inspirer à l'art des procédés d'imitation.

Nous pouvons affirmer sans fierté que, depuis Hippocrate jusqu'à nous, et, malgré les traités ex-professo et les observations de Récamier, Simpson, Mme Boivin et Dugès, Kiwisch et Scanzoni, on n'a pu trouver le moyen de guérir radicalement les déviations et les chutes de la matrice, lorsqu'elles sont produites par la laxité ou par le relâchement des ligaments.

Nous avons dit déjà que notre traitement consiste dans le manuel opératoire aidé de l'administration interne et externe de médicaments choisis.

L'interrogation de la malade nous suffit presque toujours pour poser le diagnostic et pour nous apprendre si nous pouvons entreprendre avec succès le traitement.

Nous ne sommes pas de l'avis de certains auteurs, qui font même autorité dans la science, et qui prétendent que le prolapsus utérin est excessivement rare, qu'il a été confondu avec l'allongement hypertrophique du col, beaucoup plus fréquent.

Loin de nous la pensée de jeter un défi à nos honorables confrères, à ceux surtout qui, plus que nous, ont donné, par leur expérience et leur savoir, des preuves de grands talents. Nous prions tous les médecins de croire ce que nous avançons dans cette brochure, de baser leurs croyances sur les quelques cas que nous avons traités à Paris, cas qui ont été vus et contrôlés par des confrères très-honorables. Nous les prions de nous adresser les incurables de leur clientèle pour que nous puissions les convaincre de l'excellence de notre procédé.

Nous aurions bien voulu, pourtant, citer les cas que nous avons opérés dans la capitale; mais le respect de la pudeur et de la dignité des femmes qui se sont soumises à notre traitement nous impose de les désigner seulement par leurs initiales.

Nous sommes prêts, d'ailleurs, à donner à notre cabinet les noms et adresses de ces malades, tout en exhibant les certificats des Docteurs qui les ont examinées avant et après leur guérison.

Au nombre des dames que nous avons soignées et guéries nous pouvons citer :

Madame P., rue Magnan, 17, atteinte depuis six ans d'une descente de matrice survenue à la suite d'une fausse-couche.

Madame B., 20, rue Stephenson, d'une antéversion déjà ancienne, qui avait été amenée par les fatigues du frottement de grands appartements.

Madame F., rue du Quatre-Septembre, 3, âgée de 47 ans, d'une descente depuis dix ans.

Madame M., 36, rue d'Amsterdam, antéversion.

Madame B., 340, rue Saint-Honoré, âgée de 50 ans, atteinte d'un abaissement qui datait de douze ans.

Madame M., 30, rue Sainte-Anne, d'une rétroversion datant de huit années, et qui s'était produite pendant les relevailles de son dernier accouchement.

Madame R., rue Saint-Georges, 9, malade depuis huit ans aussi, à la suite d'une rétroversion, et qui, depuis deux mois, était atteinte de descente avec prolapsus. Il existait en même temps chez Mme R. un peu d'hypertrophie du col ; et pourtant elle vaque aujourd'hui facilement à ses affaires, sans éprouver de gêne ni de souffrances.

Madame C., 3, rue Sainte-Elisabeth, descente avec prolapsus depuis quatre mois. Mme C. avait senti descendre l'organe gestateur en recevant sur ses épaules un lourd fardeau.

Madame G., 71, rue de Dunkerque, atteinte aussi de descente avec prolapsus à la suite d'un effort.

Madame G., 34, rue Montorgueil, âgée de 60 ans, avait senti survenir une déviation à la suite de violents efforts aux cabinets.

Madame P., 13, rue des Martyrs, atteinte d'une antéversion déjà ancienne.

Nous pourrions ajouter encore à cette liste de nombreux noms et de longues observations ; mais nous nous réservons de publier plus tard un volume sur ce sujet, avec les noms des dames et des médecins qui auront bien voulu nous permettre cette publicité.

En attendant, nous reproduisons l'article ci-dessous, dû à la plume d'un des Docteurs les plus distingués de la capitale. On peut lire dans le journal de médecine et de littérature du 1ᵉʳ août, la *Santé pour tous*, la causerie du Docteur :

« Ce n'est pas sans raison que la femme, cette compagne assidue de nos souffrances et de nos plaisirs, a fixé de tout temps l'attention du médecin, commandé l'admiration du philosophe et excité l'enthousiasme du poëte. — Qui pourrait ne pas s'intéresser à un sexe auquel nous devons notre vie, nos plaisirs ; qui pourrait s'empêcher d'admirer en elle ses charmes, sa beauté, son mérite, la finesse de son esprit, la bonté de son cœur.... Mais si ce sexe a de quoi nous intéresser sous le double rapport de la société qu'il embellit et dont il est le charme, et de la génération à laquelle il a tant de part, quel sujet de tristesse et de méditation n'offre-t-il pas à l'âme compatissante, qui envisage les dangers dont il est environné aux différentes époques de sa vie ? Quoi de plus digne, en effet, de notre attention que la série des changements physiques, moraux et physiologiques qui accompagnent la femme à toutes les phases de son existence ? Chacune des périodes principales de sa vie est marquée par une secousse qui porte plus ou moins atteinte à sa santé. Enfant, elle est asservie aux difficultés d'existence que présentent tous les êtres faibles et sensibles de la création; naturellement plus délicate que les enfants du sexe masculin, elle les sent plus vivement et doit d'autant plus réagir contre leur funeste influence.

« A l'enfance succède la puberté; à ce moment la nature imprime une activité nouvelle à des organes qui jusqu'alors avaient sommeillé! combien cette seconde période est funeste à la plupart d'entre elles; la menstruation est pénible, chaque époque menstruelle est une nouvelle maladie. Puis arrive l'époque du mariage; chargée par la nature du rôle le plus important, celui de la reproduction de l'espèce humaine, elle a à subir les malaises continuels de la grossesse, les difficultés de l'accouchement, et elle paie de sa santé, quelquefois même de sa vie le bonheur qu'elle avait tant envié, celui d'être mère. Enfin, l'allaitement, les fatigues occasionnées par les soins minutieux qu'exige ce petit être, qui est désormais tout pour elle, les craintes de l'avenir, en dernier lieu, l'époque à laquelle l'existence des organes génitaux est terminée, la période appelée avec raison l'âge critique, tout, dans l'existence de la femme, est difficulté et sujet de crainte pour sa santé.

« Le rôle qui incombe à la médecine dans la pathologie féminine est donc immense, et nous voudrions voir un plus grand nombre de médecins et de physiologistes s'adonner spécialement à l'étude des nombreuses maladies qui l'assiégent durant le cours de son existence.

« Nous ne sommes plus au temps où les femmes n'osaient avouer au médecin les maux qui ont pour siége les organes de la génération; cette pudeur mal entendue n'était pas seulement préjudiciable à la femme, elle l'était à la médecine, à la science. L'homme de l'art ignorait cette partie de la pathologie, et quand, par hasard, une femme se décidait à l'examen direct, le remède ne pouvait qu'être incertain. Aujourd'hui il n'en est plus ainsi;

grâce à l'intelligence des malades, les questions de pathologie utérine s'éclaircissent tous les jours, et il est nécessaire qu'elles s'éclaircissent, car elles tendent à devenir de plus en plus fréquentes. Après les douleurs et les dangers de l'enfantement, l'organe fatigué est souvent loin de revenir à l'état normal ; il a subi, dans les derniers moments du travail, des tiraillements, des contusions, des compressions qui vont désormais influer d'une façon fâcheuse sur tout l'organisme, compromettre la santé de la femme, plus tard même, son existence.

« Des écoulements blancs qui fatiguent son estomac, son système nerveux, des déplacements d'organes, des déviations, des abaissements, etc., vont la tourmenter et lui rendre la vie insupportable. — Il est bien peu de femmes qui échappent à l'un ou l'autre de ces accidents ; mais qu'elles se rassurent : nous avons enfin trouvé leur sauveur pour ce cas particulier.

« Ces jours derniers nous recevions une brochure intitulée : *Guérison des déviations et descentes de l'utérus par le procédé de M. Lanfranchi.* »

« Désireux de rendre service à nos lectrices, nous avons pensé ne pouvoir mieux faire que de nous rendre au domicile de l'auteur de la brochure. Après un long entretien avec M. Lanfranchi, ancien médecin sanitaire des paquebots-poste français, après examen des malades qu'il avait à ce moment à son cabinet, de documents de toutes sortes qu'il nous montra, émanant de dames malades vainement soignées par les chirurgiens les plus experts de Paris dans ce genre d'affections, et guéries par lui, nous avons été émerveillés, étonnés, et nous ne pouvons nous empêcher d'en parler longuement aujourd'hui. Depuis que je m'occupe de médecine, j'avais vainement cherché une observation authentique de guérison de déviation, de descente de l'utérus, j'ai lu tous les auteurs qui traitent de cette matière, Récamier, Simpson. MM. Boivin et Dugès, Scanzoni, etc.

« J'étais arrivé, comme tous mes confrères, à conclure, qu'à moins d'avoir recours à une opération grave et qui compromet le plus souvent l'existence de la femme, le seul remède est une ceinture contentive ou un pessaire; combien peu de femmes supportent ce dernier instrument, qui, en somme, n'est destiné qu'à faire supporter le mal et non à le guérir.

« D'après ce que j'ai vu, M. Lanfranchi, avec sa méthode, est appelé à rendre les plus grands services; je ne la connais pas, je ne puis l'apprécier; tout ce que je puis dire, c'est que les résultats sont magnifiques, et vont surprendre le corps médical français; il guérit, en peu de jours, toute espèce de déviation de l'utérus, lors même qu'elle est accompagnée de prolapsus, d'abaissement ou de chute.

« Après avoir expérimenté, en Orient et sur les côtes d'Afrique, sur un très grand nombre de femmes, il se décide à venir continuer ses cures à Paris; je n'ai pas besoin de lui prédire du succès, car il est réellement le seul qui ait trouvé le moyen de guérir radicalement et en peu de jours les déviations et les chutes de l'utérus produites par la laxité ou le relâchement de ses ligaments. »

D'autres journaux de la capitale ont bien voulu, dans l'intérêt de l'humanité et de la science, informer leurs lecteurs des bons résultats de notre procédé. Nous nous bornerons à reproduire l'article du *Figaro* du 6 août :

« Il nous paraît utile de signaler à nos lecteurs la présence à Paris de M. Lanfranchi, médecin des paquebots-poste français, qui guérit en *peu de jours* toute espèce de déviation de l'utérus, lors même qu'elle est accompagnée de prolapsus, d'abaissement ou de chute. Son traitement, approuvé par plusieurs célébrités médicales, mérite l'attention du public, et c'est à ce titre, qu'en dehors de nos habitudes, nous signalons l'installation à Paris de ce nouveau praticien. »

Et celui de l'*Union* du 12 :

« Nous nous empressons de signaler la présence à Paris de M. Lanfranchi, médecin sanitaire des paquebots-poste français. Ce praticien a découvert un procédé spécial qui lui permet de guérir, en peu de jours, sans opération ni appareils, les déplacements, abaissements et chutes de l'utérus. Plusieurs célébrités médicales ont examiné des malades avant et après le traitement, et ont été émerveillées du résultat obtenu. »

1835. — **Paris.** — Imp. Richard-Berthier, 18-19, pass. de l'Opéra

1835. — Paris. — Imp. Richard-Berthier, 18-19, pass. de l'Opéra.